Grønne Glæder
Salatens Skatkammer af Smag og Sundhed

Lars Petersen

Indholdsfortegnelse

Kylling Satay Sundere Sund Salat Sammies 9

Cleopatras kyllingesalat 11

Thai-vietnamesisk salat 13

jule Cobb salat 15

Grøn kartoffelsalat 18

Brændt majssalat 21

Kål og vindruesalat 23

Citrus salat 25

Frugt og salat salat 27

Æble og salat salat 29

Bønne- og paprikasalat 31

Gulerods- og daddelsalat 33

Cremet peberdressing til salat 34

Hawaii salat 36

Brændt majssalat 38

Kål og vindruesalat 40

Citrus salat 42

Frugt og salat salat 44

Karry kyllingesalat 46

Jordbærspinatsalat 48

Sød restaurant slaw 50

Klassisk makaroni salat 52

Roquefort pæresalat 54

Barbies tun salat 56

Ferie kyllingesalat 58

Mexicansk bønnesalat 60

Bacon ranch pasta salat 62

Rødskallet kartoffelsalat 64

Sorte bønner og couscous salat 66

Græsk kyllingesalat 68

Fin kyllingesalat 70

Frugtig karry kyllingesalat 72

Vidunderlig kylling karry salat 74

Krydret gulerodssalat 76

Asiatisk æblesalat 78

Squash og orzo salat 80

Salat med Brøndkarse-frugt 82

Cæsar salat 84

Kylling mango salat 86

Appelsinsalat med mozzarella 88

Tre-bønne salat 90

Miso tofu salat 92

Japansk radise salat 94

Southwestern Cobb 96

Pasta Caprese 98

Salat med røget ørred 100

Æggesalat med bønner 102

Ambrosia salat 103

Kile salat 105

Spansk pimiento salat 107

Mimosasalat 109

Klassisk Waldorf 111

Black eyed pea salat 113

Kyllingesalat med prosciutto 115

Lækker rucolasalat med rejer 117

Reje Cobb salat 119

Melon og prosciutto salat 122

Majs og hvide bønner salat 124

Thai stil rejesalat 126

Lækker salat med krydret ananasdressing 129

Grillet kylling og rucola salat 132

Muslingeskalpastasalat med kærnemælk-purløgsdressing 134

Fjeldørred med tomatvinaigrette 136

Lækker krabbesalat 138

Kylling Orzo salat 141

Helleflynder og fersken salat 144

Roe- og blåostsalat 146

Grøn salat i italiensk stil 149

Broccolisalat med tranebær 151

Lækker Marconi salat 153

Kartoffel- og baconsalat 155

Roquefort salat salat 157

Tun salat 160

Antipasto pastasalat 162

Sesampasta kyllingesalat 165

Traditionel kartoffelsalat 167

Quinoa Tabbouleh 169

Frossen salat 171

Jordbær og feta salat 173

Kølende agurkesalat 175

Farverig salat 177

Garbanzo bønnesalat 179

Tangy avocado og agurkesalat 181

Basilikum, Feta og Tomatsalat 183

Pasta og spinatsalat 185

Basilikum og soltørret tomat Orzo 187

Cremet kyllingesalat 189

Forfriskende Green Gram and Yoghurt Challenge 191

Avocado og rucola salat toppet med smuldret feta 193

Spiret grøn gram salat 195

Sund kikærtesalat 197

Bacon- og ærtesalat med en ranchdressing 199

Sprød aspargessalat 201

Lækker kyllingesalat 203

Sunde grøntsager & Soba nudelsalat 206

Salat og brøndkarse salat med en ansjosdressing 209

Simpel gul salat 212

Citrus- og basilikumsalat 214

Simpel kringlesalat 216

Kylling Satay Sundere Sund Salat Sammies

ingredienser

1 ½ kropsvægt tyndt skåret fjerkræ forskellige fødevarer, koteletter

2 spsk. vegetabilsk olie

Grillplanlægning, anbefales: BBQ-grill Mates Montreal Meal Seasoning fra McCormick eller groft natrium og peber

3 afrundede spsk. stort jordnøddesmør

3 spsk. sorte sojakrydderier

1/4 kop enhver frugtsaft

2 tsk. varme krydderier

1 citron

1/4 agurk uden kerner, skåret i stave

1 kop gulerødder skåret i små stykker

2 kopper salatblade skåret

4 sprøde ruller, keiser eller højtalere, delt

Metode

Varm en BBQ-grillpande eller stor non-stick-pakke op. Dæk fjerkræ med olie og BBQ grillplanlægning og steg 3 minutter på hver side i 2 omgange.

Læg jordnøddesmør i en mikrobølgesikker skål og blød i mikrobølgeovnen på høj i cirka 20 sekunder. Bland soja, frugtsaft, varme krydderier og citronsaft i jordnøddesmørret. Smid fjerkræ med satay-krydderier. Bland de udskårne friske grøntsager. Læg 1/4 af de friske grøntsager på sandwichbrød og top med 1/4 satay fjerkræblanding. Sæt bolletoppene op og byd eller pak ind til rejsen.

God fornøjelse!

Cleopatras kyllingesalat

ingredienser

1½ kyllingebryst

2 spsk. ekstra jomfru oliven olie

1/4 tsk. knuste røde boostflager

4 knuste fed hvidløg

1/2 kop tør hvidvin

1/2 appelsin, presset

En håndfuld skåret flad bladpersille

Groft natrium og sort peber

Metode

Varm en stor non-stick pakke op over komfuret. Tilsæt ekstra jomfru olivenolie og varm op. Tilsæt det knuste boost, knuste hvidløgsfed og kyllingebryst. Sauter kyllingebrystene, indtil de er forsigtigt brune på alle sider, i cirka 5 til 6 minutter. Lad væsken koge ud og møre koge igennem, cirka 3 til 4 minutter mere, og tag derefter gryden af varmen. Pres friskpresset limesaft over fjerkræ og server med persilleboost og salt efter smag. Server straks.

God fornøjelse!

Thai-vietnamesisk salat

ingredienser

3 latinske salat, hakket

2 kopper friske grøntsagsfrøplanter, enhver sort

1 kop meget perfekt skåret daikon eller røde radiser

2 kopper ærter

8 spidskål, skåret i skiver på skævheden

½ agurk uden kerner, skåret i 1/2 skiver på langs

1 pint gule eller røde druetomater

1 rødløg i kvarte og meget perfekt skåret i skiver

1 udvalg af friske fremragende resultater i, trimmet

1 udvalg frisk basilikum udfald i, trimmet

2, 2-ounce pakker udskåret nøddegenstande, fundet på bagegangen

8 stykker mandelristet brød eller anisette ristet brød, skåret i 1-tommers stykker

1/4 kop tamari sort sojasovs

2 spsk. vegetabilsk olie

4 til 8 tyndskårne fjerkrækoteletter, afhængig af størrelse

Salt og frisk gulvsort peber

1 lb. mahi mahi

1 moden lime

Metode

Bland alle ingredienserne i en stor røreskål og server afkølet.

God fornøjelse!

jule Cobb salat

ingredienser

Nonstick spray til madlavning

2 spsk. valnøddesirup

2 spsk. brunligt sukker

2 spsk. æble cider

1 lb. skinkemel, helt klar, store terninger

½ lb. sløjfekorn, kogt

3 spsk. skåret skønne cornichoner

Bibb salat

½ kop hakket rødløg

1 kop lidt Gouda i tern

3 spsk. hakkede friske persilleblade

Vinaigrette, formel følger

Marinerede økologiske bønner:

1 lb. ærter, fald, skåret i tredjedele

1 tsk. hakket hvidløg

1 tsk. røde boostflager

2 tsk. ekstra jomfru oliven olie

1 tsk. Hvid eddike

Knib salt

Sort peber

Metode

Forvarm komfuret til 350 grader F. Påfør non-stick madlavningsspray til en bageplade. I et mellemstort fad røres valnøddesirup, brunlig glukose og æblecider sammen. Tilsæt skinken og bland godt. Kom skinkeblandingen på bageformen og bag den, indtil den er gennemvarm og skinken får farve, ca. 20 til 25 minutter. Tag ud af ovnen og stil til side.

Tilsæt korn, cornichoner og persille til fadet med vinaigretten og rør rundt, så det dækker. Beklæd et stort fad med Bibb-salat og tilsæt kornet. Organiser rødløg, Gouda, marinerede ærter og klar skinke i rækker oven på kornet. Tjene.

God fornøjelse!

Grøn kartoffelsalat

ingredienser

7 til 8 spidskål, renset, tørret og skåret i emner, grønne og hvide dele

1 lille udvalgt purløg, skåret i skiver

1 tsk. Kosher salt

Friskkværnet hvid peber

2 spsk. vand

8 spsk. ekstra jomfru oliven olie

2 kropsvægt rød bliss selleri, vasket

3 laurbærblade

6 spsk. sort eddike

2 skalotteløg, pillede, delt i kvarte på langs, skåret i tynde skiver

2 spsk. glat dijonsennep

1 spsk. kapers i skiver

1 tsk. kapers væske

1 lille bundt estragon, hakket

Metode

I en blender blendes spidskål og purløg sammen. Smag til med salt efter smag. Tilsæt vand og blend. Hæld 5 spsk. af den ekstra jomfru olivenolie gennem toppen af røremaskinen i en langsomt og blend indtil glat. Bring sellerien i kog i en gryde med vand og skru ned for varmen og lad det simre. Krydr vandet med et strejf af salt og tilsæt laurbærblade i. Lad sellerien simre, indtil de er møre, når de gennembores med spidsen af et blad, cirka 20 minutter.

I et fad, der er stort nok til at rumme sellerien, røres sort eddike, skalotteløg, sennep, kapers og estragon sammen. Bland den resterende ekstra jomfru olivenolie i. Dræn sellerien og kassér laurbærbladene.

Læg sellerien i fadet og kværn dem forsigtigt med tænderne på en gaffel.

Krydr forsigtigt med boost og natrium og vend dem godt rundt. Afslut med at tilføje spidskål og ekstra jomfru olivenolieblandingen. Bland godt.

Opbevares ved 70 grader indtil servering.

God fornøjelse!

Brændt majssalat

ingredienser

3 søde majskolber

1/2 kop hakkede løg

1/2 kop skåret paprika

1/2 kop hakkede tomater

Salt, efter smag

Til salatdressingen

2 spsk. Olivenolie

2 spsk. Citronsaft

2 tsk. Chili pulver

Metode

Majskolberne skal ristes ved middel varme, indtil de er let brændte. Efter at have stegt dem, skal kernerne fra majskolberne fjernes ved hjælp af en kniv. Tag nu en skål og bland kerner, hakkede løg, paprika og tomater med salt og hold så skålen til side. Forbered nu dressingen af salaten ved at blande olivenolie, citronsaft og chilipulver og afkøl den derefter. Før servering hældes dressingen over salaten og serveres derefter.

God fornøjelse!

Kål og vindruesalat

ingredienser

2 kål, strimlet

2 kopper halverede grønne druer

1/2 kop finthakket koriander

2 grønne chili, hakket

Olivenolie

2 spsk. Citronsaft

2 tsk. Glasursukker

Salt og peber efter smag

Metode

For at forberede salatdressingen tages olivenolien, citronsaften med sukkeret og salt og peber i en skål og blandes godt og derefter afkøles. Tag nu resten af ingredienserne i en anden skål, bland godt og hold det til side.

Inden salaten serveres tilsættes den afkølede salatdressing og blandes forsigtigt.

God fornøjelse!

Citrus salat

ingredienser

1 kop fuldkornspasta, kogt

1/2 kop skåret paprika

1/2 kop gulerødder, blancheret og hakket

1 grønt løg, strimlet

1/2 kop appelsiner, skåret i segmenter

1/2 kop søde lime segmenter

1 kop bønnespirer

1 kop ostemasse, fedtfattig

2-3 spsk. af mynteblade

1 tsk. Sennepspulver

2 spsk. Flormelis

Salt, efter smag

Metode

For at forberede dressingen, tilsæt ostemassen, mynteblade, sennepspulver, sukker og salt i en skål og bland dem godt, indtil sukkeret er opløst. Bland resten af ingredienserne i en anden skål og stil det så til side for at hvile. Før servering tilsættes dressingen til salaten og serveres afkølet.

God fornøjelse!

Frugt og salat salat

ingredienser

2-3 salatblade, revet i stykker

1 papaya, hakket

½ kop druer

2 appelsiner

½ kop jordbær

1 vandmelon

2 spsk. Citronsaft

1 spsk. Honning

1 tsk. Røde chiliflager

Metode

Tag citronsaft, honning og chiliflager i en skål og bland dem godt og hold så til side. Tag nu resten af ingredienserne i en anden skål og bland dem godt. Før servering tilsættes dressingen til salaten og serveres med det samme.

God fornøjelse!

Æble og salat salat

ingredienser

1/2 kop moskusmelonpuré

1 tsk. Spidskommen, ristede

1 tsk. Koriander

Salt og peber efter smag

2-3 salat, revet i stykker

1 kål, strimlet

1 gulerod, revet

1 paprika, skåret i tern

2 spsk. Citronsaft

½ kop vindruer, hakket

2 æbler, hakkede

2 grønne løg, hakket

Metode

Tag kål, salat, revne gulerødder og paprika i en gryde og dæk dem med koldt vand og bring dem i kog og kog dem til de er kogte sprøde, det kan tage op til 30 minutter. Dræn dem nu og bind dem i et klæde og stil dem på køl. Nu skal æblerne tages med citronsaften i en skål og stilles på køl. Tag nu resten af ingredienserne i en skål og bland dem ordentligt. Server salaten med det samme.

God fornøjelse!

Bønne- og paprikasalat

ingredienser

1 kop kidneybønner, kogte

1 kop kikærter, udblødt og kogt

Olivenolie

2 løg, hakket

1 tsk. Koriander, hakket

1 paprika

2 spsk. Citronsaft

1 tsk. Chili pulver

Salt

Metode

Pepperne skal gennembores med en gaffel og derefter pensle olie i dem og derefter stege dem ved svag varme. Dyp nu paprika i koldt vand og så skal det brændte skind fjernes og skær dem så i skiver. Bland resten af ingredienserne med paprika og bland dem derefter godt. Inden servering afkøles den i en time eller mere.

God fornøjelse!!

Gulerods- og daddelsalat

ingredienser

1 ½ kop gulerod, revet

1 hoved salat

2 spsk. af mandler, ristede og hakkede

Honning og citrondressing

Metode

Tag de revne gulerødder i en gryde med koldt vand og hold det i cirka 10 minutter, og dræn det derefter. Nu skal det samme gentages med salathovedet. Tag nu gulerødder og salat med øvrige ingredienser i en skål og stil det på køl inden servering. Server salaten ved at drysse de ristede og hakkede mandler over.

God fornøjelse!!

Cremet peberdressing til salat

ingredienser

2 kopper mayonnaise

1/2 kop mælk

Vand

2 spsk. Cider eddike

2 spsk. Citronsaft

2 spsk. parmesan ost

Salt

Et skvæt varm pebersauce

Et skvæt Worcestershire sauce

Metode

Tag en stor skål, og tag alle ingredienserne sammen heri og bland dem godt, så der ikke findes en klump. Når blandingen får den ønskede cremede konsistens, hælder du den i din friske frugt- og grøntsagssalat, og så er salaten med salatdressingen klar til at blive serveret. Denne cremede og syrlige dressing af peber er ikke kun godt serveret med salater, men kan også serveres med kylling, burgere og sandwich.

God fornøjelse!

Hawaii salat

ingredienser

Til appelsindressing

En spsk. af majsmel

Om en kop appelsinsquash

1/2 kop appelsinjuice

Kanelpulver

Til salaten

5-6 salatblade

1 ananas, skåret i tern

2 bananer, skåret i stykker

1 agurk, skåret i tern

2 Tomater

2 appelsiner, skåret i stykker

4 sorte dadler

Salt, efter smag

Metode

Til tilberedning af salatdressingen skal du tage en skål og blande majsmelet i appelsinjuicen og derefter tilsætte appelsinsquashen i skålen og koge det, indtil dressingens konsistens tykner. Derefter skal kanelpulveret og chilipulveret tilsættes skålen og derefter sætte det på køl i et par timer. Forbered derefter salaten, tag salatbladene i en skål og dæk den med vand i cirka 15 minutter. Nu skal de snittede tomater tages i en skål med ananas bidder, æble, banan, agurk og segmenterne af appelsiner i med salt efter smag og bland dem godt. Tilføj det nu til salatbladene og hæld derefter den afkølede dressing over salaten, inden servering.

God fornøjelse!!

Brændt majssalat

ingredienser

En pakke søde majskolber

1/2 kop hakkede løg

1/2 kop skåret paprika

1/2 kop hakkede tomater

Salt, efter smag

Til salatdressingen

Olivenolie

Citronsaft

Chili pulver

Metode

Majskolberne skal ristes ved middel varme, indtil de er let brændte, efter ristningen skal majskolberne fjernes ved hjælp af en kniv. Tag nu en skål og bland kerner, hakkede løg, paprika og tomater med salt og hold så skålen til side. Forbered nu dressingen af salaten ved at blande olivenolie, citronsaft og chilipulver og afkøl den derefter. Før servering hældes dressingen over salaten og serveres derefter.

God fornøjelse!

Kål og vindruesalat

ingredienser

1 Kålhoved, strimlet

Cirka 2 kopper halverede grønne druer

1/2 kop finthakket koriander

3 grønne chilier, hakket

Olivenolie

Citronsaft, efter smag

Flormelis, efter smag

Salt og peber efter smag

Metode

For at forberede salatdressingen tages olivenolien, citronsaften med sukkeret og salt og peber i en skål og blandes godt og derefter afkøles. Tag nu resten af ingredienserne i en anden skål og hold det til side. Inden salaten serveres tilsættes den afkølede salatdressing og blandes forsigtigt.

God fornøjelse!!

Citrus salat

ingredienser

Omkring en kop fuldkornspasta, kogt

1/2 kop skåret paprika

1/2 kop gulerødder, blancheret og hakket

Forårsløg. Strimlet

1/2 kop appelsiner, skåret i stykker

1/2 kop søde lime segmenter

En kop bønnespirer

Om en kop ostemasse, fedtfattig

2-3 spsk. af mynteblade

Sennepspulver efter smag

Pulveriseret sukker efter smag

Salt

Metode

For at forberede dressingen tilsættes ostemassen, mynteblade, sennepspulver, sukker og salt i en skål og bland dem godt. Bland nu resten af ingredienserne i en anden skål og hold det så til side for at hvile. Før servering tilsættes dressingen til salaten og serveres afkølet.

God fornøjelse!!

Frugt og salat salat

ingredienser

4 salatblade, revet i stykker

1 papaya, hakket

1 kop druer

2 appelsiner

1 kop jordbær

1 vandmelon

½ kop citronsaft

1 tsk. Honning

1 tsk. Røde chiliflager

Metode

Tag citronsaft, honning og chiliflager i en skål og bland dem godt og hold så til side. Tag nu resten af ingredienserne i en anden skål og bland dem godt. Før servering tilsættes dressingen til salaten.

God fornøjelse!

Karry kyllingesalat

ingredienser

2 skindfri, udbenet kyllingebryst, kogt og skåret i halve

3 - 4 stængler selleri, hakket

1/2 kop mayonnaise, lavt fedtindhold

2-3 tsk. af karrypulver

Metode

Tag de kogte udbenede, skindløse kyllingebryster med, resten af ingredienserne, selleri, fedtfattig mayonnaise, karrypulver i en mellemstore skåle og bland dem ordentligt. Derfor er denne lækre og nemme opskrift klar til at blive serveret. Denne salat kan bruges som fyld af sandwich med salat over brødet.

God fornøjelse!!

Jordbærspinatsalat

ingredienser

2 tsk. sesamfrø

2 tsk. Birkes

2 tsk. hvidt sukker

Olivenolie

2 tsk. Paprika

2 tsk. Hvid eddike

2 tsk. Worcestershire sauce

Løg, hakket

Spinat, skyllet og revet i stykker

En liter jordbær, skåret i stykker

Mindre end en kop mandler, forsølvet og blancheret

Metode

Tag en mellemstor skål; bland valmuefrø, sesamfrø, sukker, olivenolie, eddike og paprika sammen med Worcestershire sauce og løg. Bland dem ordentligt og dæk det til og frys det derefter i mindst en time. Tag en anden skål og bland spinat, jordbær og mandler sammen og hæld derefter urteblandingen heri og stil derefter salaten på køl inden servering i mindst 15 minutter.

God fornøjelse!

Sød restaurant slaw

ingredienser

En 16 ounce pose med coleslawblanding

1 løg, i tern

Mindre end en kop cremet salatdressing

Vegetabilsk olie

1/2 kop hvidt sukker

Salt

Birkes

Hvid eddike

Metode

Tag en stor skål; bland coleslawblandingen og løgene sammen. Tag nu en anden skål og bland salatdressingen, vegetabilsk olie, eddike, sukker, salt og valmuefrø sammen. Efter at have blandet dem godt, tilsæt blandingen til coleslawblandingen og overtræk godt. Inden du serverer den lækre salat, skal du stille den på køl i mindst en time eller to.

God fornøjelse!

Klassisk makaroni salat

ingredienser

4 kopper albuemakaroni, ukogte

1 kop mayonnaise

Mindre end en kop destilleret hvid eddike

1 kop hvidt sukker

1 tsk. Gul sennep

Salt

Sort peber, stødt

Et stort løg, finthakket

Omkring en kop gulerødder, revet

2-3 stilke selleri

2 peberfrugter, hakket

Metode

Tag en stor gryde og tag saltet vand i den og bring det i kog, tilsæt makaronierne og kog dem og lad dem køle af i ca. 10 minutter og dræn det derefter. Tag nu en stor skål og tilsæt eddike, mayonnaise, sukker, eddike, sennep, salt og peber og bland dem godt. Når det er blandet godt, tilsæt selleri, grønne peberfrugter, peberfrugt, gulerødder og makaroni og bland dem igen godt. Når alle ingredienserne er blandet godt, skal du lade det stå på køl i mindst 4-5 timer, før du serverer den lækre salat.

God fornøjelse!

Roquefort pæresalat

ingredienser

Salat, revet i stykker

Ca 3-4 pærer, skrællet og hakket

En dåse Roquefort ost, revet eller smuldret

Grønne løg, skåret i skiver

Omkring en kop hvidt sukker

1/2 dåse pekannødder

Olivenolie

2 tsk. Rødvinseddike

Sennep, efter smag

Et fed hvidløg

Salt og sort peber efter smag

Metode

Tag en pande og opvarm olien over middel varme, rør derefter sukkeret med pekannødderne i og hold dem under omrøring, indtil sukkeret er smeltet og pekannødderne bliver karamelliserede, og lad dem derefter køle af. Tag nu en anden skål og tilsæt olie, eddike, sukker, sennep, hvidløg, salt og sort peber og blend dem godt. Bland nu salat, pærer og blåskimmelost, avocado og grønne løg i en skål og tilsæt derefter dressingblandingen og drys derefter de karamelliserede pekannødder og server.

God fornøjelse!!

Barbies tun salat

ingredienser

En dåse hvid tun

½ kop mayonnaise

En spsk. af parmesanost

Sød pickle efter smag

Løgflager, efter smag

Karrypulver, efter smag

Tørret persille efter smag

Dildukrudt, tørret, efter smag

Hvidløgspulver, efter smag

Metode

Tag en skål og tilsæt alle ingredienserne til den og bland godt. Lad dem køle af i en time inden servering.

God fornøjelse!!

Ferie kyllingesalat

ingredienser

1 pund kyllingekød, kogt

En kop mayonnaise

En tsk. af paprika

Omkring to kopper tranebær, tørret

2 grønne løg, finthakket

2 grønne peberfrugter, hakket

En kop pekannødder, hakkede

Salt og sort peber efter smag

Metode

Tag en mellemstor skål, bland mayonnaise, paprika og krydr dem efter smag og tilsæt salt om nødvendigt. Tag nu tranebær, selleri, peberfrugt, løg og nødder og bland dem godt. Nu skal den kogte kylling tilsættes og bland dem så igen godt. Krydr dem efter smag, og tilsæt derefter om nødvendigt den formalede sorte peber til det. Lad den køle af i mindst en time inden servering.

God fornøjelse!!

Mexicansk bønnesalat

ingredienser

En dåse sorte bønner

En dåse kidneybønner

En dåse cannellini bønner

2 grønne peberfrugter, hakket

2 røde peberfrugter

En pakke frosne majskerner

1 rødløg, finthakket

Olivenolie

1 spsk. Rødvinseddike

½ kop citronsaft

Salt

1 hvidløg, moset

1 spsk. Koriander

1 tsk. Spidskommen, malet

Sort peber

1 tsk. Pebersauce

1 tsk. Chili pulver

Metode

Tag en skål og bland bønner, peberfrugt, frosne majs og rødløg sammen. Tag nu en anden lille skål, bland olien, rødvinseddike, citronsaft, koriander, spidskommen, sort peber og smag derefter til og tilsæt den varme sauce med chilipulveret. Hæld dressingblandingen i og bland godt. Inden servering, lad dem køle af i cirka en time eller to.

God fornøjelse!!

Bacon ranch pasta salat

ingredienser

En dåse ukogt tricolor rotini pasta

9-10 skiver bacon

En kop mayonnaise

Blanding af salatdressing

1 tsk. Hvidløgs pulver

1 tsk. Hvidløg peber

1/2 kop mælk

1 tomat, hakket

En dåse sorte oliven

En kop cheddarost, revet

Metode

Kom saltet vand i en gryde og bring det i kog. Kog pastaen i den, indtil den er blød i cirka 8 minutter. Tag nu en gryde og opvarm olien i en gryde og kog baconen i den, og når den er tilberedt, dræn den og hak den. Tag en anden skål og tilsæt de resterende ingredienser til den og tilsæt den derefter med pasta og bacon. Server, når det er blandet ordentligt.

God fornøjelse!!

Rødskallet kartoffelsalat

ingredienser

4 nye røde kartofler, renset og skrubbet

2 æg

Et pund bacon

Løg, finthakket

En stilk selleri, hakket

Cirka 2 kopper mayonnaise

Salt og peber efter smag

Metode

Kom saltet vand i en gryde og bring det i kog, og tilsæt derefter de nye kartofler til gryden og kog dem i cirka 15 minutter, indtil de er møre. Dræn derefter kartoflerne og lad dem køle af. Tag nu æggene i en gryde og dæk den med koldt vand og bring så vandet i kog og tag så gryden af varmen og hold det så til side. Kog nu baconerne og dræn dem og stil dem ved siden af. Tilsæt nu og ingredienserne med kartoflerne og bacon og bland godt. Afkøl det, og server.

God fornøjelse!!

Sorte bønner og couscous salat

ingredienser

En kop couscous, ukogt

Omkring to kopper hønsebouillon

Olivenolie

2-3 spsk. Limesaft

2-3 spsk. Rødvinseddike

Spidskommen

2 grønne løg, hakket

1 rød peberfrugt, hakket

Koriander, friskhakket

En kop frosne majskerner

To dåser sorte bønner

Salt og peber efter smag

Metode

Kog hønsebouillonen op og rør derefter couscousen, og kog den ved at dække gryden og lad den stå til side. Bland nu olivenolie, limesaft, eddike og spidskommen og tilsæt derefter løg, peberfrugt, koriander, majs, bønner og overtræk det. Bland nu alle ingredienser sammen, og lad det køle af i et par timer før servering.

God fornøjelse!!

Græsk kyllingesalat

ingredienser

2 kopper kyllingekød, kogt

1/2 kop gulerødder, skåret i skiver

1/2 kop agurk

Omkring en kop sorte oliven, hakket

Om en kop fetaost, revet eller smuldret

Salatdressing i italiensk stil

Metode

Tag en stor skål, tag den kogte kylling, gulerødder, agurk, oliven og ost og bland dem godt. Tilsæt nu salatdressingblandingen og bland dem igen godt. Stil nu skålen på køl, ved at dække den til. Server når den er afkølet.

God fornøjelse!!

Fin kyllingesalat

ingredienser

½ kop mayonnaise

2 spsk. Cider eddike

1 hvidløg, hakket

1 tsk. Frisk dild, finthakket

Et pund kogte kyllingebryst uden skind og ben

½ kop fetaost, revet

1 rød peberfrugt

Metode

Mayonnaise, eddike, hvidløg og dild skal blendes godt og skal stå på køl i mindst 6-7 timer eller natten over. Nu skal kyllingen, peberfrugten og osten røres sammen og derefter lade den køle af i et par timer og derefter servere den sunde og lækre opskrift på salat.

God fornøjelse!!

Frugtig karry kyllingesalat

ingredienser

4-5 kyllingebryst, kogte

En stilk selleri, hakket

Grønne løg

Om en kop gyldne rosiner

Æble, skrællet og skåret i skiver

Pekannødder, ristede

Grønne druer, udkernede og halveret

karry pulver

En kop fedtfattig mayonnaise

Metode

Tag en stor skål og tag alle ingredienserne, som selleri, løg, rosiner, æbler i skiver, ristede pekannødder, grønne druer uden kerner med karry og mayonnaise, og bland dem godt. Når de er kombineret godt med hinanden, så lad dem hvile et par minutter og server derefter den lækre og sunde kyllingesalat.

God fornøjelse!!

Vidunderlig kylling karry salat

ingredienser

Cirka 4-5 skind- og benfri kyllingebryst, skåret i halve

En kop mayonnaise

Om en kop chutney

En tsk. af karrypulver

Omkring en tsk. af peber

Pekannødder, ca. en kop, hakkede

En kop druer, udstrøet og halveret

1/2 kop løg, finthakket

Metode

Tag en stor pande, steg kyllingebrystene i den i ca. 10 minutter, og riv den i stykker, når den er kogt, ved hjælp af en gaffel. Dræn dem derefter og lad det køle af. Tag nu en anden skål, og tilsæt mayonnaise, chutney, karry og peber og bland derefter sammen. Rør derefter de kogte og iturevne kyllingebryst i blandingen og hæld derefter pekannødder, karry og peber i det. Inden servering stilles salaten på køl i et par timer. Denne salat er et ideelt valg til burgere og sandwich.

God fornøjelse!

Krydret gulerodssalat

ingredienser

2 gulerødder, hakket

1 hvidløg, hakket

Cirka en kop vand 2-3 spsk. Citronsaft

Olivenolie

Salt, efter smag

Peber, efter smag

Rød peber flager

Persille, frisk og hakket

Metode

Tag gulerødderne i mikrobølgeovnen og kog dem i et par minutter med hakket hvidløg og vand. Tag den ud af mikroovnen, når guleroden er kogt og blød. Dræn derefter gulerødderne og stil det til side. Nu skal citronsaft, olivenolie, peberflager, salt og persille kommes i skålen med gulerødder og blandes godt. Lad det køle af i et par timer, og så er den krydrede lækre salat klar til servering.

God fornøjelse!!

Asiatisk æblesalat

ingredienser

2-3 tsk. Riseddike 2-3 spsk. Limesaft

Salt, efter smag

Sukker

1 tsk. Fiskesovs

1 julienned jicama

1 æble, hakket

2 spidskål, finthakket

Mynte

Metode

Riseddike, salt, sukker, limesaft og fiskesaucen skal blandes ordentligt i en mellemstor skål. Når de er blandet ordentligt, skal de juliennede jicamas smides med de hakkede æbler i skålen og blandes godt. Derefter skal spidskålskoteletterne og mynten tilsættes og blandes. Inden du serverer salaten sammen med din sandwich eller burger, skal du lade den køle lidt af.

God fornøjelse!!

Squash og orzo salat

ingredienser

1 Zucchini

2 spidskål, hakket

1 gul squash

Olivenolie

En dåse kogt orzo

Dild

Persille

½ kop gedeost, revet

Peber og salt efter smag

Metode

Zucchinien, hakket spidskål med den gule squash skal sauteres i olivenolie ved middel varme. Disse skal koges i et par minutter, indtil de er bløde. Kom dem nu over i en skål og læg den kogte orzo i skålen med persille, revet gedeost, dild, salt og peber og bland det så igen. Inden retten serveres, afkøles salaten i et par timer.

God fornøjelse!!

Salat med Brøndkarse-frugt

ingredienser

1 vandmelon, skåret i tern

2 ferskner, skåret i tern

1 bundt Brøndkarse

Olivenolie

½ kop citronsaft

Salt, efter smag

Peber, efter smag

Metode

Terningerne af vandmelon og skiverne af ferskener skal smides sammen med brøndkarsen i en mellemstor skål og derefter drysses olivenolien over med limesaft. Krydr dem derefter efter smag og tilsæt eventuelt salt og peber efter smag. Når alle ingredienserne er let og ordentligt blandet, skal du holde det til side, eller det kan også opbevares i køleskabet i et par timer, og så er den lækre, men sunde frugtsalat klar til at blive serveret.

God fornøjelse!!

Cæsar salat

ingredienser

3 fed hvidløg, hakket

3 ansjoser

½ kop citronsaft

1 tsk. Worcestershire sauce

Olivenolie

En æggeblomme

1 hoved Romaine

½ kop parmesanost, revet

Croutoner

Metode

De hakkede fed hvidløg med ansjoser og citronsaft skal pureres, derefter tilsættes Worcestershire-saucen med salt, peber og blomme og blend det igen, indtil det er glat. Denne blanding skal laves ved hjælp af en blender på en langsom indstilling, nu skal olivenolien tilsættes langsomt og gradvist med og så skal romainen smides i den. Herefter skal blandingen stilles til side et stykke tid. Server salaten med topping af parmesanost og croutoner.

God fornøjelse!!

Kylling mango salat

ingredienser

2 kyllingebryst, udbenet, skåret i stykker

Mesclun greens

2 mangoer, skåret i tern

¼ kop citronsaft

1 tsk. Ingefær, revet

2 tsk. Honning

Olivenolie

Metode

Citronsaften og honningen skal piskes i en skål og derefter tilsættes revet ingefær og også olivenolien. Efter at have blandet ingredienserne i skålen godt, hold det til side. Derefter skal kyllingen grilles og derefter lade den køle af, og efter afkøling river den kyllingen i bidvenlige tern. Tag derefter kyllingen i skålen og vend den godt sammen med grønt og mango. Efter at have blandet alle ingredienserne godt, hold det til side til afkøling og server derefter den lækre og interessante salat.

God fornøjelse!!

Appelsinsalat med mozzarella

ingredienser

2-3 appelsiner, skåret i skiver

Mozzarella

Friske basilikumblade, revet i stykker

Olivenolie

Salt, efter smag

Peber, efter smag

Metode

Mozzarellaen og appelsinskiverne skal blandes sammen med de friske revne blade af basilikum. Efter at have blandet dem godt, drys olivenolien over blandingen og smag til. Tilsæt derefter salt og peber efter smag. Inden salaten serveres, skal du lade salaten køle af et par timer, da det vil give salaten den rigtige smag.

God fornøjelse!!

Tre-bønne salat

ingredienser

1/2 kop cidereddike

Omkring en kop sukker

En kop vegetabilsk olie

Salt, efter smag

½ kop grønne bønner

½ kop voksbønner

½ kop kidneybønner

2 rødløg, finthakket

Salt og peber efter smag

Persille blade

Metode

Æbleeddiken med vegetabilsk olie, sukker og salt skal tages i en gryde og bringes i kog, derefter tilsættes bønnerne med de snittede rødløg og derefter marineres i mindst en time. Efter en time, smag til saltet, tilsæt salt og peber, hvis det er nødvendigt, og server det derefter med den friske persille.

God fornøjelse!!

Miso tofu salat

ingredienser

1 tsk. Ingefær, finthakket

3-4 spsk. af miso

Vand

1 spsk. af risvinseddike

1 tsk. Soya sovs

1 tsk. Chilipasta

1/2 kop jordnøddeolie

En babyspinat, hakket

½ kop tofu, skåret i stykker

Metode

Den hakkede ingefær skal pureres med miso, vand, risvinseddike, sojasovs og chilipasta. Derefter skal denne blanding blendes med en halv kop jordnøddeolie. Når de er blandet ordentligt, tilsættes tofuen i tern og den hakkede spinat dertil. Chill & server.

God fornøjelse!!

Japansk radise salat

ingredienser

1 vandmelon, skåret i skiver

1 Radise, skåret i skiver

1 spidskål

1 bundt babygrønt

Mirin

1 tsk. Risvinseddike

1 tsk. Soya sovs

1 tsk. Ingefær, revet

Salt

sesamolie

Vegetabilsk olie

Metode

Tag vandmelon, radise med spidskål og grønt i en skål og hold det til side.

Tag nu en anden skål, tilsæt mirin, eddike, salt, revet ingefær, sojasovs med sesamolie og vegetabilsk olie og bland dem derefter godt. Når ingredienserne i skålen er blandet godt, fordeles denne blanding over skålen med vandmeloner og radise. Således er den interessante, men meget lækre salat klar til at blive serveret.

God fornøjelse!!

Southwestern Cobb

ingredienser

1 kop mayonnaise

1 kop kærnemælk

1 tsk. Varm Worcestershire sauce

1 tsk. Koriander

3 spidskål

1 spsk. Appelsinskal

1 hvidløg, hakket

1 hoved Romaine

1 Avocado i tern

Jicama

½ kop skarp ost, revet eller smuldret

2 appelsiner, skåret i stykker

Salt, efter smag

Metode

Mayonnaisen og kærnemælken skal pureres med den varme Worcestershire sauce, spidskål, appelsinskal, koriander, hakket hvidløg og salt. Tag nu en anden skål og smid romaine, avocadoer og jicamas med appelsiner og den revne ost. Hæld nu pureen af kærnemælken over skålen med appelsiner og hold den til side, inden servering, så den korrekte smag af salaten opnås.

God fornøjelse!!

Pasta Caprese

ingredienser

1 pakke Fusilli

1 kop mozzarella i tern

2 tomater, udkernede og hakkede

Friske blade af basilikum

¼ kop pinjekerner, ristede

1 hvidløg, hakket

Salt og peber efter smag

Metode

Fusillien skal koges efter anvisningen og skal derefter opbevares til afkøling. Når det er afkølet, blandes det med mozzarella, tomater, ristede pinjekerner, hakket hvidløg og basilikumblade og smages til, og tilsæt salt og peber, hvis det er nødvendigt, efter smag. Stil hele blandingen af salaten til side for at køle af, og server den derefter sammen med dine sandwich eller burgere eller ethvert af dine måltider.

God fornøjelse!!

Salat med røget ørred

ingredienser

2 spsk. Cider eddike

Olivenolie

2 Skalotteløg, hakket

1 tsk. Peberrod

1 tsk. Dijon sennep

1 tsk. Honning

Salt og peber efter smag

1 dåse Røget ørred, flaget

2 æbler, skåret i skiver

2 rødbeder, skåret i skiver

Rucola

Metode

Tag en stor skål og smid den røgede ørred i flager med æbler, rødbeder og rucola og hold derefter skålen til side. Tag nu en anden skål og bland cidereddike, olivenolie, peberrod, hakket skalotteløg, honning og dijonsennep og krydr derefter blandingen efter smag og tilsæt derefter salt og peber efter din smag. Tag nu denne blanding og hæld over skålen med julienerede æbler og bland godt og server derefter salaten.

God fornøjelse!!

Æggesalat med bønner

ingredienser

1 kop grønne bønner, blancherede

2 Radiser, skåret i skiver

2 æg

Olivenolie

Salt og peber efter smag

Metode

Æggene skal først mangoldkoges og derefter blandes med de blancherede grønne bønner, skiver radiser. Bland dem godt, og drys derefter olivenolie over dem og tilsæt salt og peber efter smag. Når alle ingredienserne er blandet ordentligt, så hold det til side og lad dem køle af. Når blandingen er afkølet, er salaten klar til at blive serveret.

God fornøjelse!!

Ambrosia salat

ingredienser

1 kop kokosmælk

2-3 skiver appelsinskal

Et par dråber vaniljeessens

1 kop druer, skåret i skiver

2 mandariner, skåret i skiver

2 æbler, skåret i skiver

1 Kokos, revet og ristet

10-12 Valnødder, knust

Metode

Tag en mellemstor skål og bland kokosmælken, appelsinskal med vaniljeessens. Når det er pisket ordentligt, tilsæt den skivede mandarin med de skåret æbler og vindruer. Efter at have blandet alle ingredienserne ordentligt, stil den på køl i en time eller to, inden du serverer den lækre salat. Når salaten er afkølet serveres salaten med sandwich eller burgere.

God fornøjelse!!

Kile salat

ingredienser

En kop mayonnaise

En kop blåskimmelost

1/2 kop kærnemælk

En skalotteløg

Citronskal

Worcestershire sauce

Friske blade af persille

Isbjerg-kiler

1 æg, hårdkogt

1 kop bacon, smuldret

Salt og peber efter smag

Metode

Mayonnaisen med blåskimmelost, kærnemælk, skalotteløg, sauce, citronskal og persille skal pureres. Efter at have lavet puréen, krydr den efter smag og tilsæt eventuelt salt og peber efter smag. Tag nu en anden skål og smid iceberg-kilerne ned i skålen med æggemimosaen, for at få æggemimosaen til at plette de hårdkogte æg gennem sigten. Hæld nu mayo puréen over skålen med kiler og mimosa og bland det derefter godt. Salaten serveres ved at fordele den friske bacon over.

God fornøjelse!!

Spansk pimiento salat

ingredienser

3 spidskål

4-5 oliven

2 Pimientos

2 spsk. Sherryeddike

1 hoved paprika, røget

1 hoved Romaine

1 håndfuld mandler

Et fed hvidløg

Brødskiver

Metode

Skålløgene skal grilles og derefter hakkes i stykker. Tag nu en anden skål og smid pimientos og oliven heri med mandler, røget paprika, eddike, romaine og de grillede og hakkede spidskål. Bland skålens ingredienser ordentligt og hold det til side. Nu skal brødskiverne grilles og ved grillning skal hvidløgsfed gnides over skiverne og derefter hældes blandingen af pimientos over de grillede brød.

God fornøjelse!!

Mimosasalat

ingredienser

2 æg, hårdkogte

½ kop smør

1 hoved salat

Eddike

Olivenolie

Krydderurter, hakkede

Metode

Tag en mellemstor skål og bland salat, smør med eddike, olivenolie og de hakkede krydderurter. Efter at have blandet ingredienserne i skålen ordentligt, hold skålen til side i et stykke tid. I mellemtiden skal mimosaen tilberedes. Til tilberedning af mimosaen skal de hårdkogte æg først pilles og derefter ved hjælp af en si si de hårdkogte æg, og dermed er æggemimosaen klar. Nu skal denne æggemimosa hældes over skålen med salat, inden den lækre mimosasalat serveres.

God fornøjelse!!

Klassisk Waldorf

ingredienser

1/2 kop mayonnaise

2-3 spsk. Creme fraiche

2 purløg

2-3 spsk. Persille

1 citronskal og saft

Sukker

2 æbler, hakkede

1 stilk Selleri, hakket

Valnødder

Metode

Tag en skål og så skal mayonnaisen, cremefraiche piskes med purløg, citronskal og -saft, persille, peber og sukker. Når ingredienserne i skålen er blandet ordentligt, skal du holde det til side. Tag nu en anden skål, og smid æbler, hakket selleri og valnødder heri. Tag nu mayoblandingen og vend den med æbler og selleri. Bland alle ingredienserne godt sammen, lad skålen hvile lidt og server derefter salaten.

God fornøjelse!!

Black eyed pea salat

ingredienser

Limesaft

1 hvidløg, hakket

1 tsk. Spidskommen, malet

Salt

Koriander

Olivenolie

1 kop sortøjede ærter

1 Jalapeno, hakket eller knust

2 tomater, skåret i tern

2 rødløg, finthakket

2 Avocadoer

Metode

Limesaften skal piskes med hvidløg, spidskommen, koriander, salt og olivenolie. Når alle disse ingredienser er blandet ordentligt, smid denne blanding med de smadrede jalapenos, black eyed peas, avocadoer og de finthakkede rødløg. Når alle ingredienserne er blandet ordentligt, giv salaten en hviletid i et par minutter og server derefter.

God fornøjelse!!

Kyllingesalat med prosciutto

ingredienser

1, 1-ounce skiver surdejsbrød, skåret i 1/2-tommers terninger

Madlavningsspray

1/4 tsk. tørret basilikum

1 knivspids hvidløgspulver

1½ spsk. ekstra jomfru olivenolie, delt

1 ounce meget tynde skiver prosciutto, hakket

1 spsk. frisk citronsaft

1/8 tsk. salt

1, 5-ounce pakker baby rucola

3/4 ounce Asiago ost, barberet og delt, omkring 1/3 kop

3 ounces strimlet skindfri, udbenet rotisserie kyllingebryst

1/2 kop druetomater, halveret

Metode

Hold din ovn til at forvarme til 425 grader F. Smør en bageplade let med noget madlavningsspray og læg brødterningerne på den i et enkelt lag. Drys hvidløgspulveret og tilsæt basilikum og bland godt. Kom ind i en forvarmet ovn og bag i 10 minutter eller indtil brødet er sprødt. Tilsæt lidt olie i en stor nonstick-gryde, og svits prosciuttoen, indtil den er sprød. Fjern fra panden og afdryp. Bland den resterende olie, citronsaft og salt i en skål. I en stor skål læg rucola, halvdelen af osten og saften og vend godt rundt. Under servering toppes salaten med kylling, sprød prosciutto, tomater, den resterende ost og croutoner og bland og server.

God fornøjelse!

Lækker rucolasalat med rejer

ingredienser

2 kopper løst pakket baby rucola

1/2 kop rød peberfrugt, skåret i julien

1/4 kop gulerod, revet i julien

1 1/2 spsk. ekstra jomfru olivenolie, delt

1 tsk. hakket frisk rosmarin

1/4 tsk. stødt rød peber

1 fed hvidløg, skåret i tynde skiver

8 store rejer, pillede og deveirede

1 1/2 spsk. hvid balsamicoeddike

Metode

I en stor skål blandes baby rucola, rød peberfrugt og gulerødder sammen.

Tilsæt ca. 1 spsk i en stor stegepande. olie og opvarm den ved middel

varme. Kom peberfrugt, hvidløg og rosmarin i gryden og steg indtil hvidløget

er blødt. Tilsæt rejerne og skru op for varmen. Kog indtil rejerne er kogte.

Læg rejerne i en skål. Tilsæt den resterende olie og eddike i gryden og varm

op til den er varm. Hæld denne blanding på rucolablandingen og vend indtil

dressingen dækker grøntsagerne. Top salaten med rejerne og server straks.

God fornøjelse!

Reje Cobb salat

ingredienser

2 skiver centerskåret bacon

1/2 pund store rejer, pillede og deveirede

1/4 tsk. paprika

1/8 tsk. sort peber

Madlavningsspray

1/8 tsk. salt, delt

1 1/4 spsk. frisk citronsaft

3/4 spsk. ekstra jomfru oliven olie

1/4 tsk. fuldkorns dijonsennep

1/2, 10-ounce pakke romainesalat

1 kop cherrytomater i kvarte

1/2 kop revet gulerødder

1/2 kop frosne helkernemajs, optøet

1/2 moden skrællet avocado, skåret i 4 skiver

Metode

Brun baconen på en pande til den er sprød. Skær på langs. Rengør gryden og spray den med madlavningsspray. Sæt gryden på komfuret igen og varm op ved middel varme. Vend rejerne med lidt peber og paprika. Tilsæt rejerne i gryden og kog indtil de er klar. Drys lidt salt og bland godt. I en lille skål blandes citronsaft, olie, salt og sennep sammen i en skål. Bland salat, rejer, tomater, gulerod, majs, avocado og bacon sammen i en skål og dryp dressingen over. Vend godt rundt og server med det samme.

God fornøjelse!

Melon og prosciutto salat

ingredienser

1 1/2 kopper, 1/2-tommer honningmelon i terninger

1 1/2 kopper, 1/2-tommer cantaloupe i terninger

1 spsk. frisk mynte i tynde skiver

1/2 tsk. frisk citronsaft

1/8 tsk. friskkværnet sort peber

1 ounce tynde skiver prosciutto, skåret i tynde strimler

1/4 kop, 2 ounces barberet frisk Parmigiano-Reggiano ost

Knækket sort peber, valgfrit

Myntekviste, valgfri

Metode

Bland alle ingredienserne sammen i en stor røreskål og vend godt rundt, indtil det er godt dækket. Server pyntet med lidt peber- og myntekviste.

Server straks.

God fornøjelse!

Majs og hvide bønner salat

ingredienser

1 hoved escarole, delt i kvarte på langs og skyllet

Madlavningsspray

1 ounce pancetta, hakket

1/2 mellemstor zucchini, delt i kvarte og skåret i julienne strimler

1/2 fed hvidløg, hakket

1/2 kop friske majskerner

1/4 kop hakket frisk fladbladet persille

1/2, 15-ounce dåse navybønner, skyllet og drænet

1 spsk. rødvinseddike

1/2 tsk. ekstra jomfru oliven olie

1/4 tsk. sort peber

Metode

Kog escaroleen i en stor stegepande ved middel varme i 3 minutter, eller indtil den begynder at visne rundt om kanterne. Tør panden af og beklæd den med lidt madlavningsspray. Varm det op på et middelhøjt blus og tilsæt pancetta, courgette og hvidløg til det og sauter, indtil de er møre. Tilsæt majs og kog i endnu et minut. Kombiner majsblandingen og escarole i en stor skål. Tilsæt persille og eddike og bland godt. Tilsæt de resterende ingredienser og vend godt rundt. Tjene.

God fornøjelse!

Thai stil rejesalat

ingredienser

2 ounce ubehandlet linguine

6 ounce pillede og deveirede mellemstore rejer

1/4 kop frisk limesaft

1/2 spsk. sukker

1/2 spsk. Sriracha, hot chili sauce, såsom Huy Fong

1/2 tsk. fiskesovs

2 kopper revet romainesalat

3/4 kop rødløg, skåret lodret

1/8 kop gulerødder, skåret i julien

1/4 kop hakkede friske mynteblade

1/8 kop hakket frisk koriander

3 spsk. hakkede tørristede cashewnødder, usaltede

Metode

Tilbered pastaen efter anvisningen på pakken. Når pastaen er næsten kogt, tilsættes rejerne og koges i 3 minutter. Dræn og læg i et dørslag. Kør noget koldt vand på det. Bland citronsaft, sukker, Sriracha og fiskesauce i en skål. Bland indtil sukkeret er opløst. Tilsæt alle ingredienser undtagen cashewnødder. Kast godt. Top med cashewnødder og server straks.

God fornøjelse!

Lækker salat med krydret ananasdressing

ingredienser

1/2 pund skind, udbenet kyllingebryst

1/2 tsk. chili pulver

1/4 tsk. salt

Madlavningsspray

3/4 kop, 1-tommer frisk ananas i terninger, omkring 8 ounce, delt

1 spsk. hakket frisk koriander

1 spsk. frisk appelsinjuice

2 tsk. æble cider eddike

1/4 tsk. hakket habanero peber

1/2 stort fed hvidløg

1/8 kop ekstra jomfru olivenolie

1/2 kop jicama, skrællet og skåret i julien

1/3 kop rød peberfrugt i tynde skiver

1/4 kop rødløg i tynde skiver

1/2, 5-ounce pakke frisk babyspinat, omkring 4 kopper

Metode

Pund kyllingen til en jævn tykkelse og drys med salt og chilipulver. Sprøjt lidt madlavningsspray på kyllingen og læg på en forvarmet grill og steg til kyllingen er klar. Hold til side. Kom halvdelen af ananas, appelsinjuice, koriander, habanero, hvidløg og eddike i en blender og blend, indtil det er glat. Hæld langsomt olivenolien i og fortsæt med at blende, indtil det er blandet og tyknet. Bland de resterende ingredienser i en stor skål. Tilsæt kyllingen og bland godt. Hæld dressingen i og vend indtil alle ingredienser er godt dækket af dressingen. Server straks.

God fornøjelse!

Grillet kylling og rucola salat

ingredienser

8, 6-ounce skindfri, udbenet kyllingebrysthalvdele

1/2 tsk. salt

1/2 tsk. sort peber

Madlavningsspray

10 kopper rucola

2 dl flerfarvede cherrytomater, halveret

1/2 kop rødløg i tynde skiver

1/2 kop olivenolie og eddike salatdressing, delt

20 udstenede kalamata-oliven, hakket

1 kop smuldret gedeost

Metode

Krydr kyllingebrystet med salt og peber. Spray en grillpande med lidt madlavningsspray og varm den op på medium høj varme. Læg kyllingen på panden og steg til den er færdig. Hold til side. I en skål blandes tomater, rucola, løg, oliven og 6 spsk. forbinding. Pensl den resterende dressing på kyllingen og skær den i skiver. Bland kylling og tomat rucola mix og vend godt rundt. Server straks.

God fornøjelse!

Muslingeskalpastasalat med kærnemælk-purløgsdressing

ingredienser

2 kopper ukogt muslingeskalspasta

2 kopper frosne grønne ærter

1/2 kop økologisk canola mayonnaise

1/2 kop fedtfri kærnemælk

2 spsk. hakket frisk purløg

2 tsk. hakket frisk timian

1 tsk. salt

1 tsk. friskkværnet sort peber

4 fed hvidløg, hakket

4 kopper løst pakket baby rucola

2 tsk. olivenolie

4 ounce finthakket prosciutto, omkring 1/2 kop

Metode

Tilbered pastaen efter producentens anvisninger. Når pastaen er næsten kogt tilsættes ærterne og koges i 2 minutter. Drænes og dyppes i koldt vand. Dræn igen. Kom mayonnaise, kærnemælk, purløg, timian, salt, peber og hvidløg i en skål og bland det godt sammen. Tilsæt pasta og ærter og rucola og bland godt. Sauter prosciuttoen i en stegepande ved medium høj varme, indtil den er sprød. Drys over salaten og server.

God fornøjelse!

Fjeldørred med tomatvinaigrette

ingredienser

8, 6-ounce fjeldørredfileter

1 1/2 tsk. salt, delt

1 tsk. sort peber, delt

Madlavningsspray

8 tsk. balsamicoeddike

4 spsk. ekstra jomfru oliven olie

4 tsk. hakkede skalotteløg

2 pint druetomater, halveret

10 kopper løst pakket rucola

4 spsk. pinjekerner, ristede

Metode

Krydr ørredfileterne med lidt salt og peber. Steg dem i en stegepande i cirka 4 minutter på begge sider. Fjern fileterne fra panden og dæk dem med et køkkenrulle. Rens gryden af dens saft. Hæld eddike i en lille skål. Dryp langsomt olien i og pisk til den tykner. Tilsæt skalotteløg og bland godt. Tilsæt tomater, salt og peber på panden og varm det op på høj ild og kog indtil tomaterne er bløde. Tilsæt dressingen og bland godt. Under servering arrangeres en bund af rucola på tallerkenen, læg fjeldørreden og hæld tomatblandingen ud på hver filet. Top med nogle nødder og server med det samme.

God fornøjelse!

Lækker krabbesalat

ingredienser

2 spsk. revet citronskal

10 spsk. frisk citronsaft, delt

2 spsk. ekstra jomfru oliven olie

2 tsk. honning

1 tsk. Dijon sennep

1/2 tsk. salt

1/4 tsk. friskkværnet sort peber

2 kopper friske majskerner, ca. 2 aks

1/2 kop basilikumblade i tynde skiver

1/2 kop hakket rød peberfrugt

4 spsk. finthakket rødløg

2 pund krabbekød, skalstykker fjernet

16, 1/4-tommer tykke skiver moden oksekødstomat

4 kopper cherrytomater, halveret

Metode

I en stor skål blandes sværen, 6 spsk. citronsaft, olivenolie, honning, sennep, salt og peber. Fjern cirka 3 spsk. af denne blanding og sæt til side. Tilsæt de resterende 6 spsk. citronsaft, majs, basilikum, rød peberfrugt, rødløg og krabbekød til den resterende juice blandes og blandes godt. Tilsæt tomater og cherrytomater og vend godt rundt. Lige før servering hældes den tilbageholdte saft over og serveres med det samme.

God fornøjelse!

Kylling Orzo salat

ingredienser

1 kop ukogt orzo

1/2 tsk. revet citronskal

6 spsk. frisk citronsaft

2 spsk. ekstra jomfru oliven olie

1 tsk. kosher salt

1 tsk. hakket hvidløg

1/2 tsk. honning

1/4 tsk. friskkværnet sort peber

2 kopper strimlet skindfri, udbenet rotisserie kyllingebryst

1 kop engelsk agurk i tern

1 kop rød peberfrugt

2/3 kop tynde skiver grønne løg

2 spsk. hakket frisk dild

1 kop smuldret gedeost

Metode

Tilbered orzoen i henhold til producentens anvisninger. Dræn og dunk i koldt vand og afdryp igen og kom i en stor skål. Bland citronskal, citronsaft, olie, kosher, hvidløg, honning og peber i en skål. Pisk sammen indtil kombineret. Hæld denne blanding over den tilberedte pasta og bland godt. Bland kylling, agurk, rød peberfrugt, grønne løg og dild i. Kast godt. Top med ost og server straks.

God fornøjelse!

Helleflynder og fersken salat

ingredienser

6 spsk. ekstra jomfru olivenolie, delt

8, 6-ounce helleflynderfileter

1 tsk. kosher salt, delt

1 tsk. friskkværnet sort peber, delt

4 spsk. hakket frisk mynte

4 spsk. frisk citronsaft

2 tsk. ahornsirup

12 kopper babyspinatblade

4 mellemstore ferskner, halveret og skåret i skiver

1 engelsk agurk, halveret på langs og skåret i skiver

1/2 kop ristede skiver mandler

Metode

Drys hellefiskfileterne med lidt salt og peber. Læg fisken på en opvarmet stegepande og steg på begge sider i 6 minutter, eller indtil fisken flager let, når den skæres med en gaffel. I en stor skål blandes salt, peber, olie, citronsaft, mynte og ahornsirup sammen og pisk, indtil det er blandet. Tilsæt babyspinat, ferskner og agurk og vend godt rundt. Under servering anrettes fileten på en bund af salaten og toppes med nogle mandler.

God fornøjelse!

Roe- og blåostsalat

ingredienser

2 kopper revet friske mynteblade

2/3 kop tynde lodrette skiver rødløg

2, 6-ounce pakke babygrønkål

1/2 kop almindelig 2% fedtfattig græsk yoghurt

4 spsk. fedtfri kærnemælk

4 tsk. hvidvinseddike

3 tsk. ekstra jomfru oliven olie

1/2 tsk. kosher salt

1/2 tsk. friskkværnet sort peber

8 hårdkogte store æg i kvarte på langs

2, 8-ounce pakke skrællede og dampede babybeder, i kvarte

1 kop grofthakkede valnødder

4 ounces blå ost, smuldret

Metode

I en stor skål blandes løg, grønkål, æg, rødbeder og mynte sammen. I en anden skål blandes græsk yoghurt, kærnemælk, eddike, olie, salt og peber sammen. Pisk indtil alle ingredienser er godt indarbejdet. Lige inden servering hældes dressingen over salaten og serveres pyntet med valnødder og ost.

Grøn salat i italiensk stil

ingredienser

4 kopper romainesalat - revet, vasket og tørret

2 kopper revet escarole

2 kopper revet radicchio

2 kopper revet rød bladsalat

1/2 kop hakkede grønne løg

1 rød peberfrugt, skåret i ringe

1 grøn peberfrugt, skåret i ringe

24 cherrytomater

1/2 kop vindruekerneolie

1/4 kop hakket frisk basilikum

1/2 kop balsamicoeddike

1/4 kop citronsaft

salt og peber efter smag

Metode

Til salaten: Bland romainesalat, escarole, rødbladsalat, radicchio, spidskål, cherrytomater, grøn peberfrugt og rød peberfrugt sammen i en skål.

Til dressingen: Kom basilikum, balsamicoeddike, vindruekerneolie, citronsaft i en lille skål og bland godt. Smag til med salt og peber.

Lige inden servering hældes dressingen på salaten og røres godt rundt.

Server straks.

God fornøjelse!

Broccolisalat med tranebær

ingredienser

1/4 kop balsamicoeddike

2 tsk. Dijon sennep

2 tsk. ahornsirup

2 fed hvidløg, hakket

1 tsk. revet citronskal

salt og peber efter smag

1 kop rapsolie

2, 16 ounce pakker broccoli coleslaw mix

1 kop tørrede tranebær

1/2 kop hakkede grønne løg

1/2 kop hakkede pekannødder

Metode

Hæld eddiken i en mellemstor skål. Tilsæt dijonsennep, hvidløg, citronskal og ahornsirup til det. Pisk godt og hæld gradvist olien i og pisk indtil det er blandet. Tilsæt broccolislaw, grønne løg, tørrede tranebær og løg i en stor røreskål. Dryp dressingen over salaten og vend godt rundt. Stil i køleskabet og stil på køl i en halv time. Top med pekannødder og server med det samme.

God fornøjelse!

Lækker Marconi salat

ingredienser

2 kopper ukogte albuemakaroni

1/2 kop mayonnaise

2 spsk. destilleret hvid eddike

1/3 kop hvidt sukker

1 spsk. og 3/4 tsk. tilberedt gul sennep

3/4 tsk. salt

1/4 tsk. kværnet sort peber

1/2 stort løg, hakket

1 stilk selleri, hakket

1/2 grøn peberfrugt, frøet og hakket

2 spsk. revet gulerod, valgfrit

1 spsk. hakket peberfrugt, valgfrit

Metode

Forbered makaronien efter producentens anvisninger. Drænes, dyppes i koldt vand og drænes igen. Kom mayonnaise, sukker, sennep, eddike, peber og salt i en stor skål. Tilsæt den grønne peberfrugt, selleri, peberfrugter, gulerod og makaroni og bland godt. Afkøl natten over før servering.

God fornøjelse!

Kartoffel- og baconsalat

ingredienser

1 pund rene, skrubbede nye røde kartofler

3 æg

1/2 pund bacon

1/2 løg, finthakket

1/2 stilk selleri, finthakket

1 kop mayonnaise

salt og peber efter smag

Metode

Kog kartoflerne i kogende vand, indtil de er møre. Afdryp og afkøl i køleskabet. Kog æggene hårdt i lidt kogende vand, dunk dem i koldt vand, pil og hak. Brun baconen i en stegepande. Dræn og smuldr i mindre stykker. Skær de kolde kartofler i mundrette stykker. Bland alle ingredienserne i en stor skål. Serveres afkølet.

God fornøjelse!

Roquefort salat salat

ingredienser

2 hoveder bladsalat, revet i mundrette stykker

6 pærer - skrællede, udkernede og hakkede

10 ounce Roquefort ost, smuldret

2 avocadoer - skrællet, udstenet og skåret i tern

1 kop tynde skiver grønne løg

1/2 kop hvidt sukker

1 kop pekannødder

2/3 kop olivenolie

1/4 kop og 2 spsk. rødvinseddike

1 spsk. hvidt sukker

1 spsk. tilberedt sennep

2 fed hvidløg, hakket

1 tsk. salt

Friskkværnet sort peber efter smag

Metode

Tilsæt 1/2 kop sukker med pekannødder i en stegepande. Kog ved middel varme indtil sukkeret smelter og pekannødderne karamelliserer. Hæld langsomt blandingen på et vokspapir og afkøl. Bræk i stykker og stil til side.

Hæld olivenolie, rødvinseddike, 1 spsk. sukker, sennep, hvidløg, peber og salt i en foodprocessor og forarbejde indtil alle ingredienser er inkorporeret.

Tilsæt alle de resterende ingredienser i en stor salatskål og hæld dressingen i. Kast godt til belægning. Top med de karamelliserede pekannødder og server.

God fornøjelse!

Tun salat

ingredienser

2, 7 ounce dåser hvid tun, drænet og i flager

3/4 kop mayonnaise eller salatdressing

2 spsk. parmesan ost

1/4 kop og 2 spsk. sød pickle relish

1/4 tsk. tørrede hakkede løgflager

1/2 tsk. karry pulver

2 spsk. tørret persille

2 tsk. tørret dildukrudt

2 knivspids hvidløgspulver

Metode

Tilsæt den hvide tun, mayonnaise, parmesan, sød pickles relish og løgsylter i en mellemstor skål. Bland godt. Drys karrypulver, persille, dildukrudt og hvidløgspulver og vend godt rundt. Server straks.

God fornøjelse!

Antipasto pastasalat

ingredienser

2 pund muslingeskalspasta

1/2 pund genua salami, hakket

1/2 pund pepperonipølse, hakket

1 pund Asiago ost, skåret i tern

2, 6 ounce dåser sorte oliven, drænet og hakket

2 røde peberfrugter i tern

2 grønne peberfrugter, hakket

6 tomater, hakkede

2, 0,7 ounce pakker tør italiensk-stil salatdressing mix

1-1/2 kopper ekstra jomfru olivenolie

1/2 kop balsamicoeddike

1/4 kop tørret oregano

2 spsk. tørret persille

2 spsk. revet parmesanost

Salt og kværnet sort peber efter smag

Metode

Kog pastaen efter producentens anvisninger. Drænes og dyppes i koldt vand. Dræn igen. Tilsæt pasta, pepperoni, salami, sorte oliven, Asiago ost, tomater, rød peber og grøn peber i en stor skål. Bland godt. Drys dressingblandingen og vend godt rundt. Dæk med en husholdningsfilm og afkøl.

Til dressingen: Hæld olivenolie, oregano, balsamicoeddike, parmesanost, persille, peber og salt i en skål. Pisk godt indtil kombineret. Lige før du serverer, dryp dressingen over salaten og vend den til pels. Server straks.

God fornøjelse!

Sesampasta kyllingesalat

ingredienser

1/2 kop sesamfrø

2, 16 ounce pakker butterfly pasta

1 kop vegetabilsk olie

2/3 kop lys sojasovs

2/3 kop riseddike

2 tsk. sesamolie

1/4 kop og 2 spsk. hvidt sukker

1 tsk. stødt ingefær

1/2 tsk. kværnet sort peber

6 kopper strimlet, kogt kyllingebrystkød

2/3 kop hakket frisk koriander

2/3 kop hakket grønne løg

Metode

Rist sesamfrøene let i en stegepande ved middel høj varme, indtil duften

fylder køkkenet. Hold til side. Kog pastaen efter producentens anvisninger.

Drænes, dyppes i koldt vand og dryppes af og hældes i en skål. Blend

vegetabilsk olie, riseddike, sojasauce, sukker, sesamolie, ingefær, peber og

sesamfrø sammen, indtil alle ingredienserne er inkorporeret. Hæld den

tilberedte dressing over pastaen og bland godt, indtil dressingen dækker

pastaen. Tilsæt grønne løg, koriander og kylling og bland godt. Server straks.

God fornøjelse!

Traditionel kartoffelsalat

ingredienser

10 kartofler

6 æg

2 kopper hakket selleri

1 kop hakket løg

1 kop sød pickle relish

1/2 tsk. hvidløgssalt

1/2 tsk. sellerisalt

2 spsk. tilberedt sennep

Kværnet sort peber efter smag

1/2 kop mayonnaise

Metode

Kog kartoflerne i en gryde med kogende saltet vand, indtil de er møre, men ikke grødede. Hæld vandet fra og skræl kartoflerne. Skær i mundrette stykker. Kog æggene hårdt og pil og hak dem. Bland forsigtigt alle ingredienserne i en stor skål. Vær ikke for grov, ellers ender du med at smadre kartoflerne og æggene. Serveres afkølet.

God fornøjelse!

Quinoa Tabbouleh

ingredienser

4 kopper vand

2 kopper quinoa

2 knivspidser salt

1/2 kop olivenolie

1 tsk. havsalt

1/2 kop citronsaft

6 tomater, i tern

2 agurker, i tern

4 bundter grønne løg i tern

4 gulerødder, revet

2 kopper frisk persille, hakket

Metode

Kog lidt vand i en gryde. Tilsæt et nip salt og quinoa til det. Dæk gryden til med låg og lad væsken simre i cirka 15-20 minutter. Når det er kogt, tages det af varmen og blandes rundt med en gaffel for at afkøle det hurtigere.

Mens quinoaen afkøles, lægges resten af ingredienserne i en stor skål.

Tilsæt den afkølede quinoa og bland godt. Server straks.

God fornøjelse!

Frossen salat

ingredienser

2 kopper yoghurt

2 kopper frisk fløde

1 kop kogte makaroni

2-3 chili, hakket

3 spsk. hakket koriander

3 tsk. sukker

Salt efter smag

Metode

Bland alle ingredienserne i en stor røreskål og stil på køl natten over.

Serveres afkølet.

God fornøjelse!

Jordbær og feta salat

ingredienser

1/2 kop skivede mandler

1 fed hvidløg, hakket

1/2 tsk. honning

1/2 tsk. Dijon sennep

2 spsk. hindbæreddike

1 spsk. balsamicoeddike

1 spsk. brunt sukker

1/2 kop vegetabilsk olie

1/2 hoved romainesalat, revet

1 kop friske jordbær, skåret i skiver

1/2 kop smuldret fetaost

Metode

Rist mandlerne i en gryde ved middel varme. Hold til side. Bland honning, hvidløg, sennep, de to eddiker, vegetabilsk olie og brun farin i en skål. Bland alle ingredienserne med de ristede mandler i en stor salatskål. Hæld dressingen lige før servering, vend godt rundt og server med det samme.

God fornøjelse!

Kølende agurkesalat

ingredienser

2 store agurker, skåret i ½ tomme stykker

1 kop fuldfed yoghurt

2 tsk. dildukrudt, hakket fint

Salt efter smag

Metode

Pisk yoghurten jævn. Tilsæt agurk, dild og salt og bland godt. Afkøl natten over og server toppet med lidt dild.

God fornøjelse!

Farverig salat

ingredienser

2 kopper majskerner, kogte

1 grøn peberfrugt i tern

1 rød peberfrugt i tern

1 gul peberfrugt i tern

2 tomater, fjernet fra kerner, skåret i tern

2 kartofler, kogte, i tern

1 kop citronsaft

2 tsk. tørt mangopulver

Salt efter smag

2 spsk. koriander, hakket, til pynt

Metode

Bland alle ingredienserne undtagen koriander i en stor røreskål. Smag til efter smag. Afkøl natten over. Top med koriander lige inden servering.

God fornøjelse!

Garbanzo bønnesalat

ingredienser

1, 15 ounce dåse garbanzobønner, drænet

1 agurk, halveret på langs og skåret i skiver

6 cherrytomater, halveret

1/4 rødløg, hakket

1 fed hvidløg, hakket

1/2, 15 ounce dåse sorte oliven, drænet og hakket

1/2 ounce smuldret fetaost

1/4 kop salatdressing i italiensk stil

1/4 citron, saftet

1/4 tsk. hvidløgssalt

1/4 tsk. kværnet sort peber

1 spsk. creme til pynt

Metode

Bland alle ingredienserne sammen i en stor røreskål og stil i køleskabet i mindst 3 timer før servering.

Bland bønner, agurker, tomater, rødløg, hvidløg, oliven, ost, salatdressing, citronsaft, hvidløg, salt og peber. Rør sammen og stil på køl 2 timer før servering. Serveres afkølet. Server toppet med cremen.

God fornøjelse!

Tangy avocado og agurkesalat

ingredienser

4 mellemstore agurker i tern

4 avocadoer i tern

1/2 kop hakket frisk koriander

2 fed hvidløg, hakket

1/4 kop hakket grønne løg, valgfrit

1/2 tsk. salt

sort peber efter smag

1/2 stor citron

2 limefrugter

Metode

Bland alle ingredienserne undtagen limesaften i en stor røreskål. Stil på køl i mindst en time. Hæld limesaften på salaten lige inden servering og server med det samme.

God fornøjelse!

Basilikum, Feta og Tomatsalat

ingredienser

12 romaer, blommetomater i tern

2 små agurker - skrællet, delt i kvarte på langs og hakket

6 grønne løg, hakket

1/2 kop friske basilikumblade, skåret i tynde strimler

1/4 kop og 2 spsk. olivenolie

1/4 kop balsamicoeddike

1/4 kop og 2 spsk. smuldret fetaost

salt og friskkværnet sort peber efter smag

Metode

Bland alle ingredienserne sammen i en stor salatskål. Tilpas krydderi efter smag og server med det samme.

God fornøjelse!

Pasta og spinatsalat

ingredienser

1/2, 12 ounce pakke farfalle pasta

5 ounce babyspinat, skyllet og revet i mundrette stykker

1 ounce smuldret fetaost med basilikum og tomat

1/2 rødløg, hakket

1/2, 15 ounce dåse sorte oliven, drænet og hakket

1/2 kop salatdressing i italiensk stil

2 fed hvidløg, hakket

1/2 citron, saftet

1/4 tsk. hvidløgssalt

1/4 tsk. kværnet sort peber

Metode

Tilbered pasta i henhold til producentens anvisninger. Drænes og dyppes i koldt vand. Dræn igen og kom i en stor røreskål. Tilsæt spinat, ost, oliven og rødløg. I en anden skål kombineres salatdressing, citronsaft, hvidløg, peber og hvidløgssalt. Pisk indtil kombineret. Hæld salaten over og server med det samme.

God fornøjelse!

Basilikum og soltørret tomat Orzo

ingredienser

1 kop ukogt orzo pasta

1/4 kop hakkede friske basilikumblade

2 spsk. og 2 tsk. hakkede oliefyldte soltørrede tomater

1 spsk. olivenolie

1/4 kop og 2 spsk. revet parmesanost

1/4 tsk. salt

1/4 tsk. kværnet sort peber

Metode

Tilbered pasta i henhold til producentens anvisninger. Drænes og dyppes i koldt vand. Dræn igen og hold til side. Kom de soltørrede tomater og basilikum i en foodprocessor og blend til en jævn masse. Bland alle ingredienserne i en stor skål og vend godt rundt. Smag til efter smag. Denne salat kan serveres ved stuetemperatur eller afkølet.

God fornøjelse!

Cremet kyllingesalat

ingredienser

2 kopper mayonnaise

2 spsk. sukker, eller mere afhængig af sødmen af din mayonnaise

2 tsk. peber

1 kyllingebryst, udbenet og uden skind

1 knivspids hvidløgspulver

1 knivspids løgpulver

1 spsk. hakket koriander

Salt, efter smag

Metode

Steg kyllingebrystet på panden, indtil det er gennemstegt. Afkøl og skær i mundrette stykker. Bland alle ingredienserne i en stor skål og vend godt rundt. Krydr efter smag og server afkølet.

God fornøjelse!

Forfriskende Green Gram and Yoghurt Challenge

ingredienser

2 kopper grøn gram

1 kop tyk yoghurt

1 tsk. chili pulver

2 spsk. sukker

Salt, efter smag

Metode

Kog en gryde vand og tilsæt en knivspids salt og det grønne gram til det. Kog til næsten færdig og afdryp. Skyl under koldt vand og stil til side. Pisk yoghurten jævn. Tilsæt chilipulver, sukker og salt og bland godt. Stil yoghurten på køl i et par timer. Lige før servering, øs det grønne gram ud i en tallerken og server toppet med den tilberedte yoghurt. Server straks.

God fornøjelse!

Avocado og rucola salat toppet med smuldret feta

ingredienser

1 moden avocado, vasket

En håndfuld rucolablade

1 pink grapefrugt, kerner fjernet

3 spsk. balsamicoeddike

4 spsk. olivenolie

1 tsk. sennep

½ kop fetaost, smuldret

Metode

Tag den kødfulde del af avocadoen ud og kom den i en skål. Tilsæt balsamicoeddike og olivenolie og pisk, indtil det er glat. Tilsæt resten af ingredienserne undtagen fetaosten og vend godt rundt. Server toppet med den smuldrede fetaost.

God fornøjelse!

Spiret grøn gram salat

ingredienser

1 kop grønne gram spirer

1/4 kop agurk med frø i tern

1/4 kop frøet, hakket tomat

2 spsk. og 2 tsk. hakkede grønne løg

1 spsk. hakket frisk koriander

1/4 kop tynde skiver radiser, valgfri

1-1/2 tsk. olivenolie

1 spsk. citronsaft

1-1/2 tsk. hvidvinseddike

3/4 tsk. tørret oregano

1/4 tsk. hvidløgs pulver

3/4 tsk. karry pulver

1/4 tsk. tør sennep

1/2 knivspids salt og peber efter smag

Metode

Bland alle ingredienserne i en stor røreskål og vend, indtil alle ingredienserne er belagt med olien. Stil på køl et par timer før servering.

God fornøjelse!

Sund kikærtesalat

ingredienser

2-1/4 pund kikærter, drænet

1/4 kop rødløg, hakket

4 fed hvidløg, hakket

2 tomater, hakkede

1 kop hakket persille

1/4 kop og 2 spsk. olivenolie

2 spsk. citronsaft

salt og peber efter smag

Metode

Bland alle ingredienserne i en stor røreskål og vend godt rundt. Stil på køl natten over. Serveres afkølet.

God fornøjelse!

Bacon- og ærtesalat med en ranchdressing

ingredienser

8 skiver bacon

8 kopper vand

2, 16 ounce pakker frosne grønne ærter

2/3 kop hakkede løg

1 kop Ranch dressing

1 kop revet cheddarost

Metode

Brun baconen i en stor gryde ved høj varme. Dræn fedtet og smuldr baconen og stil til side. Kog lidt vand i en stor gryde og tilsæt ærterne til det. Kog ærterne i blot et minut og dryp dem af. Dyp i koldt vand og dræn igen. I en stor skål kombineres smuldret bacon, kogte ærter, løg, cheddarost og Ranch-dressing. Vend godt rundt og stil på køl. Serveres afkølet.

God fornøjelse!

Sprød aspargessalat

ingredienser

1-1/2 tsk. riseddike

1/2 tsk. rødvinseddike

1/2 tsk. soya sovs

1/2 tsk. hvidt sukker

1/2 tsk. Dijon sennep

1 spsk. jordnøddeolie

1-1/2 tsk. sesamolie

3/4 pund friske asparges, trimmet og skåret i 2-tommers stykker

1-1/2 tsk. sesamfrø

Metode

Tilsæt riseddike, risvinseddike, sukker, sojasovs og sennep i en lille røreskål.

Hæld langsomt olierne i, mens du løbende pisker det, for at emulgere

væskerne sammen. Fyld en gryde med vand og tilsæt en knivspids salt til

den. Bring i kog. Kom aspargesene i vandet og kog i 5 minutter eller indtil de

er møre, men ikke grødet. Drænes og dyppes i koldt vand. Dræn igen og

kom i en stor skål. Hæld den tilberedte dressing over aspargesene og bland

indtil dressingen dækker aspargesene. Top med nogle sesamfrø og server

med det samme.

God fornøjelse!

Lækker kyllingesalat

ingredienser

2 spsk. fedtfri, mindre natrium-kyllingebouillon

1 spsk. risvinseddike

1/2 spsk. Thai fiskesauce

1/2 spsk. sojasovs med lavt natriumindhold

1/2 spsk. hvidløg, hakket

1 tsk. sukker

1/2 pund mørt kyllingebryst, uden skind, udbenet, skåret i mundrette stykker

1/2 spsk. jordnøddeolie

2 kopper blandet grøntsalat

2 spsk. frisk basilikum, hakket

2 spsk. rødløg, i tynde skiver

1 spsk. tørristede jordnødder finthakkede usaltede

Limebåde, valgfri

Metode

I en mellemstor skål kombineres kyllingebouillon, risvinseddike, thailandsk fiskesauce, sojasovs med lavt natriumindhold, hvidløg og sukker. Læg kyllingestykkerne i denne marinade og belæg kyllingen i blandingen og hold den til side i et par minutter. Tilsæt olien i en stor stegepande og varm op ved middel varme. Fjern kyllingestykkerne fra marinaden og steg i den opvarmede gryde i cirka 4-5 minutter eller indtil de er helt gennemstegte. Hæld marinaden i og kog ved reduceret blus, indtil sovsen tykner. Fjern fra varmen. Bland greens, basilikum og kylling sammen i en stor skål, og vend godt rundt, indtil det er dækket. Server salaten toppet med løg og peanuts med citronbåde ved siden af.

God fornøjelse!

Sunde grøntsager & Soba nudelsalat

ingredienser

2, 8-ounce pakker soba nudler

2 ½ kopper frosne grønne sojabønner

1 ½ dl gulerødder, skåret i julien

2/3 kop grønne løg, skåret i skiver

4 spsk. frisk koriander, hakket

3 tsk. serrano chili, hakket

2 pund rejer, pillede og deveirede

1/2 tsk. salt

1/2 tsk. sort peber

Madlavningsspray

2 spsk. frisk appelsinjuice

2 spsk. frisk limesaft

1 spsk. sojasovs med lavt natriumindhold

1 spsk. mørk sesamolie

1 spsk. olivenolie

Metode

Kog en gryde vand og kog nudlerne i den, indtil de næsten er færdige. Kog sojabønnerne i en gryde i 1 minut eller indtil de er rigtig varme. Fjern fra panden og afdryp. Bland nudlerne med gulerødder, løg, koriander og chili. Spray en stor stegepande med lidt madlavningsspray og opvarm på medium flamme. Vend rejerne med salt og peber. Læg rejerne i gryden og kog dem færdige. Tilsæt rejerne til nudelblandingen. Tilsæt appelsinjuice og de øvrige ingredienser i en lille skål og bland godt. Hæld dressingen over

nudelblandingen og vend godt rundt, indtil den er dækket.

God fornøjelse!

Salat og brøndkarse salat med en ansjosdressing

ingredienser

Forbinding:

1 kop almindelig fedtfri yoghurt

1/2 kop fedtfattig mayonnaise

4 spsk. hakket frisk fladbladet persille

6 spsk. hakkede grønne løg

2 spsk. hakket frisk purløg

6 spsk. hvidvinseddike

4 tsk. ansjospasta

2 tsk. hakket frisk estragon

1/2 tsk. friskkværnet sort peber

1/4 tsk. salt

2 fed hvidløg, hakket

Salat:

16 kopper revet romainesalat

2 kopper trimmet brøndkarse

3 kopper hakket kogt kyllingebryst

4 tomater, hver skåret i 8 skiver, omkring 1 pund

4 hårdkogte store æg, hver skåret i 4 skiver

1 kop skrællet avocado i tern

1/2 kop, 1 1/2 ounce smuldret blåskimmelost

Metode

Kom alle de nødvendige ingredienser til dressingen i en foodprocessor og giv den et svirv og blend til en jævn masse. Afkøles. Kom alle ingredienserne til salaten i en stor skål og vend godt rundt. Hæld dressingen over lige inden servering.

God fornøjelse!

Simpel gul salat

ingredienser

1 kolbe gul majs

Dryp ekstra jomfru olivenolie

1 Frisk gul squash

3 friske gule druetomater

3-4 friske basilikumblade

Knip salt efter smag

Friskkværnet sort peber til at drysse

Metode

Skær først kernerne af majsene. Skær den friske gule squash og de friske gule druetomater i skiver. Tag nu en stegepande og dryp lidt olivenolie og svits majs og squash til de er møre. Tilsæt alle ingredienserne i en skål og smag til. Vend og server.

God fornøjelse!

Citrus- og basilikumsalat

ingredienser

Ekstra jomfru oliven olie

2 appelsiner, juicede

1 Frisk citronsaft

1 citronskal

1 spsk. af honning

Dryp hvidvinseddike

Knivspids salt

2-3 friske basilikumblade, hakket

Metode

Tag en stor salatrøreskål og tilsæt den ekstra jomfruolivenolie, frisk citron og appelsinjuice og bland godt. Tilsæt derefter citronskal, honning, hvidvinseddike, friske basilikumblade og drys lidt salt over dem efter smag.

Rør godt for at blande. Sæt derefter i køleskabet til afkøling og server.

God fornøjelse!

Simpel kringlesalat

ingredienser

1 pakke kringler

Salt til at drysse

2/3 kop jordnøddeolie

Hvidløgs- og urtesalatdressing, du kan bruge salatdressing efter eget valg, alt efter smag

Metode

Tag en stor blandepose. Tilsæt nu kringlerne, jordnøddeolie, hvidløgs- og urtesalatdressingblandingen eller enhver anden salatdressing. Drys lidt salt for at krydre. Ryst nu posen godt, så kringlerne er ensartet belagt. Server den med det samme.

God fornøjelse!